MEMOIRE

PRÉSENTÉ AU ROI

SUR

LA NÉCESSITÉ

D'UN RÉGLEMENT GÉNÉRAL

AU SUJET

DES ENTERREMENS, ET EMBAUMEMENS.

Par JACQUES-JEAN BRUHIER,
Docteur en Médecine.

Seconde édition, revue, corrigée, & augmentée.

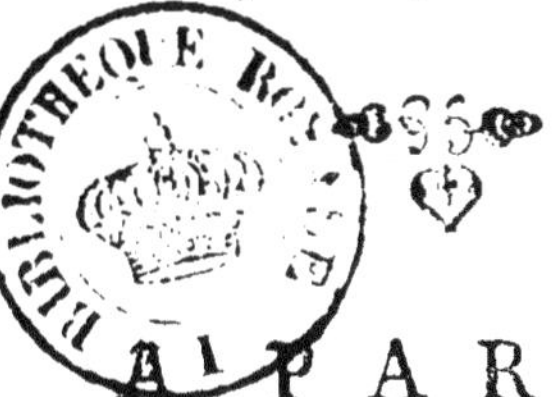

A PARIS,
Chez DE BURE l'Aîné, Libraire,
Quay de Augustins, à l'Image S. Paul.

M. DCC. XLIX.

Avec Approbations, & Privilege du Roi.

MÉMOIRE

PRÉSENTÉ AU ROY,

Sur la néceſſité d'un Réglement général au ſujet des Enterremens, & Embaumemens.

QUE l'exemple d'une perſonne arrachée du tombeau, où elle auroit été miſe trop précipitamment, ne faſſe qu'une impreſſion legere ſur des eſprits prévenus qu'après vingt-quatre heures une mort apparente doit être cenſée réelle, je n'y vois rien qui ait droit de ſurprendre ceux qui connoiſſent la maniere de penſer des hommes ; mais qu'un Ouvrage (*a*) où l'on raſſemble une quantité de faits de cette nature, puiſés dans l'hiſtoire de tous les pays, & de tous âges ; où l'on prouve par pluſieurs faits inconteſtables qu'on peut être ſept jours & même plus, ſans donner le moindre ſigne de vie (*b*), ne faſſe pas la plus forte impreſſion ſur tous les hommes ; c'eſt là ce qui m'étonne. Rien n'eſt pourtant plus certain, puiſque pluſieurs perſonnes que je ſçais avoir lû mon Ouvrage ont laiſſé enſevelir, & enterrer leurs amis, & leurs proches, ſuivant l'uſage communément reçu.

(*a*) Diſſertation ſur l'incertitude des ſignes de la mort & l'abus des enterremens & embaumemens précipités, à Paris chez De Bure l'aîné, Quai des Auguſtins, à S. Paul.

(*b*) Malgré la précaution que prenoient communément les Romains de garder les corps ſept jours avant de leur donner la ſépulture, il y en a eu pluſieurs brulés vifs, & Quintilien aſſure qu'il y avoit *ſouvent* des exemples de perſonnes qui ne revenoient à la vie qu'au bout de ce tems, & que c'étoit en conſéquence qu'on gardoit ſi longtems les corps.

Telle est la force de l'habitude, que si elle ne détruit point la connoissance du vrai, elle en émousse tellement l'impression qu'il ne fait qu'effleurer l'imagination. Ce que je rapporte dans le premier volume de ma Dissertation d'histoires arrivées à Rheims, est la preuve la plus convainquante de cette vérité. En moins de vingt ans trois personnes y sont arrachées du tombeau. Quoi de plus capable de réveiller l'attention des Puissances Ecclesiastique, & Séculiére ! Mais le Prélat, mais le Magistrat, peuple en cette partie, croient avoir fait de leur jugement tout l'usage convenable, quand ils ont assaisonné d'un ton d'admiration un, *en vérité il l'a échappé belle !* (a).

Ce n'est pourtant rien moins que de

(a) La reproche que je fais à Rheims ne convient pas moins à Orléans, à Lion, à Montauban, & à bien d'autres villes, où il est arrivé des faits semblables, & même plus frappans.

pareilles exclamations, qu'on a droit d'attendre de ceux qui sont chargés de veiller à la sûreté publique. Ils n'en sont pas quittes envers les hommes en leur faisant connoître les dangers dont ils sont menacés ; ils doivent les mettre, quand il est possible, dans l'impuissance de s'y exposer. C'est sur ce fondement que j'estime qu'un Réglement sur le fait des Enterremens & Embaumemens est indispensable.

J'ai consulté le recueil des Ordonnances de nos Rois, qui gardent un profond silence sur cet article. J'ai recherché avec aussi peu de succès chez ceux qui gardent des collections d'Arrêts, de Réglemens, &c. J'ai enfin consulté le Traité de la Police du Commissaire De la Marre, ouvrage, où les plus petits sujets sont traités avec toute l'étendue possible ; il n'y rapporte de Réglemens concernant les Enterremens, que relativement aux tems de peste. Je me suis enfin retourné du côté de l'Eglise, & j'ai vû que les Rituels composés avec le plus de soin favorisent l'abus que je combats, en ne demandant que vingt-quatre heures pour constater la mort, & cela, *pour prévenir les inconveniens qui s'ensuivent quelquefois des enterremens précipités*; ce sont leurs propres paroles; mais beaucoup ne demandent pas tant de circonspection. Cette conduite est bien differente de celle des premiers siécles de l'Eglise, où je prouve dans ma *Dissertation* qu'on n'enterroit qu'après sept jours révolus.

Les Médecins prudens sont bien éloignés de penser que les enterremens faits aprés vingt-quatre heures ne puissent point être taxés de trop de précipitation. J'en cite dans le second volume de ma *Dissertation* une vingtaine des plus célébres, qui veulent qu'on conserve les corps trois fois vingt-quatre heures avant que de les enterrer; j'en cite d'aussi accrédités qui défendent d'enterrer avant deux jours révolus ceux qui sont morts de la peste & des maladies contagieuses, même pendant l'été ; il y en a enfin beaucoup d'autres, qui, ne trouvant de signe infaillible de la mort que le commencement de la putréfaction, veulent qu'on garde les corps jusqu'à ce qu'elle se déclare, quelque tems qu'il doive s'écouler jusqu'à ce qu'elle soit constante ; & je prouve que ces derniers ont raison.

Mais que fera le sentiment de quelques Auteurs inconnus au commun des hommes contre un abus, pour ainsi dire, canonisé, ou du moins regardé comme une loi de discipine ? On n'y peut remédier que par un Réglement, qui ne peut émaner que de l'autorité souveraine. Et ce qui doit d'autant plus la déterminer à le faire, c'est qu'il n'est point douteux que, comme l'intérêt de tous les hommes est le même, les Puissances étrangeres n'adoptent un Réglement si sage. Or qu'y a-t'il de plus glorieux pour un Roi que de soumettre tout l'univers à ses loix ? Qu'y a-t-il de plus digne de la majesté du thrône, que de répandre ses bienfaits sur tout le genre humain ? Qu'y a-t-il de mieux assorti au caractere d'un Monarque, qui, pere de ses peuples, a prouvé dans toutes les occasions qu'il ne faisoit consister sa gloire qu'à assurer leur vie, & à faire leur bonheur ? Cette considération me dispense d'ajouter le motif de la diminution notable des Habitans en France, qui rend le Réglement que je propose plus utile jamais. (*a*)

(*a*) La guerre que le caractere pacifique du Roi, & un désintéressement qui n'a point d'exemple, avec de si grands avantages, vient de terminer si glorieusement, démontre que cette diminution est bien éloignée de l'épuisement; mais elle n'en est pas moins un mal politique qui demande qu'on ne néglige aucun moyen d'y remedier.

On objectera peut-être, & cette objection flatteroit beaucoup ma vanité, qu'ayant ouvert les yeux aux hommes, il n'y a pas d'apparence qu'ils ne prennent aucunes précautions pour se garantir du malheur d'être enterrés vivans, ou que ce sera leur faute s'il leur arrive.

Mais il est aisé de détruire cette objection. Car 1°. Qu'est-ce qui les a prises, ces précautions, depuis que mon ouvrage est public (a) ? Qu'est-ce qui ne regarde pas la mort comme éloignée, & devant lui laisser le tems de mettre ordre à ses affaires ? Il y a plus : séduit par la même erreur, distrait par d'autres objets, ne mérite-je pas moi-même le reproche que je fais aux autres ? 2°. Combien de personnes ne liront pas ma

(a) Il y a pourtant des exemples de précautions prises, & madame la Duchesse de Lesdiguieres en a donné un. Mais qu'est-ce en comparaison de ceux qui sont morts sans faire réflexion à la vérité qui fait l'objet de ma Dissertation ?

Dissertation, combien même ne pourront la lire, ou ne sçauront le faire? 3°. Parmi ceux qui la liront, combien y en a-t-il qui le feront avec assez de réflexion, qui en seront assez frappés, pour prendre sur le champ les précautions convenables? 4°. Combien de personnes peuvent devenir homicides de ceux qui leur sont le plus chers, en précipitant leurs funérailles pour s'épargner la vûe d'un objet qui aigrit sans cesse leurs douleurs?

Mais il peut y avoir encore des abus plus dangereux. Combien de femmes ennuiées de leurs maris, de maris las de leurs femmes, d'enfans qui ont, ou qui s'imaginent avoir lieu d'être mécontens de leurs peres; & surtout combien d'heritiers avides, qui attendent depuis longtems l'heureux moment qui doit les mettre en possession de la succession d'un collatéral opulent, ne peuvent pas abuser de la liberté que laisse la loi d'enterrer au bout de vingt-quatre heures ?

Or l'intérêt de la société demande qu'on prenne les mesures convenables pour qu'une sécurité traîtresse, des distractions inévitables, le deffaut de goût pour la lecture, celui d'éducation dans ceux qui ne sçavent pas lire, celui de réflexion, ou de prudence, dans ceux qui auront lu mon ouvrage, l'ignorance involontaire de ceux qui ne le connoîtront pas, enfin une tendresse mal entendue, des animosités particulieres, une avidité deshonorante, ne deviennent préjudiciables à qui que ce soit, ou, pour mieux dire, ne continuent de l'être ; tous inconveniens qu'on ne peut prévenir qu'au moyen d'un Réglement général.

En effet l'expédient de régler par son testament le tems où l'on veut être inhumé, & les épreuves par lesquelles il il faudra faire passer son corps avant que de l'enfermer dans le cercueil, ou le dépost de ses volontés à ce sujet fait entre les mains d'amis fidéles, est ce qu'on peut imaginer de plus sage; & cependant on peut être la dupe de ces précautions. On met un testament olographe entre les mains d'un tiers, qui peut être absent lors de la mort du testateur. Le Notaire, si cet acte est authentique, peut ignorer cette mort pendant plusieurs jours. D'ailleurs on n'ouvre souvent les testamens qu'après les obseques. Un héritier, qui sçaura les précautions que le testateur aura voulu qu'on prît, peut, par des vûes d'intérêt, n'avoir aucun égard à ses volontés. Le dépositaire des dispositions verbales peut être éloigné, ou malade; enfin le but du Réglement ne doit pas être simplement de prévenir l'enterrement de personnes vivantes, il doit s'étendre jusqu'aux attentions nécessaires pour qu'on traite le corps réputé mort, de maniére à ne le pas rendre effectivement tel, si la mort n'est qu'apparente, & aux précautions convenables pour empêcher l'apparence de devenir une réalité.

Je terminerai ces réfléxions, par deux traits d'histoires, dont la certitude m'est parfaitement connue. L'un d'eux prouve la nécessité, & l'autre au moins l'utilité du Réglement.

Il y a environ trente ans qu'un Vicaire du Havre de Grace fit enterrer, sans autre examen, une femme dont le cercueil tomba trois fois des tréteaux sur lesquels il étoit posé pendant le service qu'on chantoit pour elle. Cependant la famille étoit persuadée, & avoit dit nettement au Vicaire, que la femme n'étoit pas morte. Il faut, pour l'honneur de l'humanité, croire cet exemple unique; mais ce qui est arrivé une fois, peut arriver une seconde.

Voici le second trait d'histoire. On alfuit mettre sur la paille une femme de quatre-vingts ans, reputée morte, lorsqu'une personne, qui connoissoit mon traité, s'y opposa. Le lendemain au matin on la trouva revenue de sa syncope, qui probablement seroit devenue une mort réelle à cause de la rigueur du froid qu'il faisoit alors. Mais trouve-t'on souvent des exemples d'une pareille docilité? Le réglement feroit ce miracle.

Si l'on ne connoissoit pas l'esprit de l'homme on seroit sans doute surpris que dans le tems que les uns frappés des raisons que je viens d'alléguer jugent un Réglement utile & même nécessaire, d'autres s'élevent contre cette idée par rapport à son inutilité, à la difficulté de de son exécution, ou à son impossibilité.

On fonde l'inutilité prétendue du Reglement sur la supposition qu'il y a au plus en cent ans un exemple de personne arrachée du tombeau; d'où l'on conclut qu'un inconvénient de cette nature ne vaut pas la peine de faire un Reglement.

Il eſt aiſé de détruire cette objection.

Je demanderai 1°. à chacun de ceux qui font ce raiſonnement, s'il voudroit donner au monde cet exemple unique en un ſiécle, & qu'elle certitude il a qu'il ne le donnera pas. 2°. Je dirai qu'il s'en faut de beaucoup que ces exemples ſoient ſi rares, puiſqu'au lieu de cent ſoixante ſept hiſtoires que j'en ai rapportées en détail dans la premiere édition de ma *Diſſertation* il y en a dans celle-ci deux cens ſoixante-huit, dont cinquante-deux ſont de perſonnes enterrées vivantes. Ce nombre même pourroit être augmenté de quarante, ſi ces prétendus morts avoient été en France, puiſqu'ils ont paru tels plus de vingt-quatre heures. Je ne comprens pas dans ce nombre celles qui ſont venues directement à la connoiſſance des premiers Magiſtrats, comme ils m'ont fait l'honneur de me le dire;

celles qui ne m'ont point paru assez constantes pour entrer en ligne de compte, celles que j'attens des Provinces de France, & même des Pays Etrangers, car quel est celui qui n'en fournit pas, quoiqu'on y précipite bien moins les Enterremens que dans celui-ci? celles enfin qui son attestées par des Auteurs que je n'ai pû recouvrer. Pour ne laisser sans réponse aucune partie de l'objection, j'indique à la fin de ce *Mémoire* plus de cent trente observations recouvrées depuis ma premiere édition, dont il y en a plus d'un cent qui ne remontent pas à cent ans. 3°. Je dirai qu'on doit conclure de cette multitude d'histoires que le nombre de celles qu'on ne sait pas est beaucoup plus grand. L'on ne peut douter de cette conséquence, si l'on fait attention aux circonstances nécessaires pour prévenir le malheur d'enterrer une personne vivante, encore plus pour s'appercevoir qu'on a eu celui de le faire. Et d'ailleurs puiſqu'on ne prend pas pour s'aſſurer de la mort plus de précautions qu'autrefois, pourquoi n'enterroit-on pas tous les jours des perſonnes vivantes, ou ne donneroit-on pas par un mauvais traitement la mort à des corps qui pourroient parfaitement revenir à la vie ?

C'eſt avec raiſon qu'on trouve des difficultés dans l'exécution du Réglement ; mais ſont-elles inſurmontables ?

Sans m'approprier la réponſe d'un grand Magiſtrat que *ce ſont autant de raiſons de plus pour le faire*, je parcourrai ces difficultés, & je me flatte de les lever d'une maniere ſatisfaiſante..

Celle tirée de l'étendue de Paris, où le Reglement eſt plus néceſſaire qu'ailleurs, parce qu'il n'y a point d'endroits où les Enterremens ſoient plus précipités, diſparoîtra par la multiplication des Inſpecteurs, dont je prouverai plus bas la néceſſité ; encore n'en faudra-t-il pas un auſſi grand nombre qu'on pourroit ſe le figurer.

Je répondrai encore à cette objection par l'exemple de l'ancienne Rome, ville beaucoup plus peuplée que Paris ; & par celui de Londres, qui ne l'est pas moins que notre Capitale. Il est deffendu à Londres d'enterrer avant trois jours revolus, & sans une visite des personnes commises à l'inspection des corps, constatée par la délivrance d'un certificat. A Rome les Libitinaires étoient chargés, non seulement de la visite des morts, mais des épreuves qui se continuoient plusieurs jours, & de tenir un regîstre exact de tous ceux qui mouroient. Sans sortir de France il est deffendu de tems immémorial à Calais d'enterrer aucun corps qui n'ait été visité par un Chirurgien preposé à cette fonction, & qu'il n'ait délivré un certificat de visite.

La seconde difficulté est tirée du désagrément & de l'embarras de garder un corps pendant plusieurs jours dans un logement étroit, & des suites de l'infection.

Mais ce désagrément est-il comparable au risque d'enterrer un vivant ? quant à l'embarras, n'auroit-il pas été beaucoup plus considérable, si le mort avoit vécu quelques jours de plus ? enfin sera-t'il plus grand à Paris qu'il ne l'étoit autrefois à Rome, qu'il ne l'est à Londres, dans tout les pays du Nord, & à Genes, où, malgré la chaleur, on n'enterre qu'au bout de trois jours, enfin qu'il ne l'est en Hollande où l'on n'enterre souvent qu'au bout de huit, & ordinairement que le quatriéme ?

Je réponds à la troisiéme partie de l'objection par l'exemple des Juifs, des Grecs, & des Romains, qui gardoient long-tems les corps, sans qu'il en soit arrivé d'inconveniens, malgré la chaleur des climats où il vivoient. Les suites de l'infection ne seroient à craindre que dans le cas de maladies contagieuses; mais elles sont accompagnées d'un principe de corruption qui ne tarde point à se manifester sur la surface du corps ; & depuis cet instant jusqu'à celui de la levée du corps, on pourra user de parfums d'un prix si vil, qu'ils n'excederont les facultés de personnes. Un peu de poix-résine, ou de génievre, suffira.

Au reste il me paroît que l'usage de n'enterrer qu'après trois jours revolus ne doit pas être litteralement adopté. Car si la putréfaction, signe indubitable de la mort, se déclare promptement, comme il arrive dans certaines saisons & certaines maladies, pourquoi ne point enterrer promptement ? & si un corps peut rester sans signes de vie pendant un grand nombre de jours, comme plusieurs exemples en font foi, pourquoi donner au hazard de l'enterrer vivant ? C'est par ces raisons que je ne voudrois pas qu'on fixât un tems pour enterrer, & que je crois qu'il conviendroit de commettre pour la visite des gens du mêtier.

Je reviens au désagrément du spectacle d'un corps mort, & je dis c'est une fausse délicatesse, puisqu'elle n'empêche pas tous les peuples dont je viens de parler, chez qui la nature est aussi éloquente que chez nous, de respecter un usage si sagement établi. Mais les Romains faisoient bien plus, puisque depuis la mort apparente jusqu'au tems des obséques, qui ne se faisoient souvent que sept jours après, les parens les plus proches étoient obligés d'aller *conclamer* le corps, & par conséquent de rechercher sa présence. Fuir la présence d'une personne chere qu'on vient de perdre de crainte d'aigrir sa douleur est l'effet d'une tendresse ordinaire ; la rechercher pour ne rien négliger de tout ce qui peut la rappeller à la vie est le propre d'une tendresse heroïque, mais dont tous les hommes ne sont pas capables. Aussi ne leur demande-je point cet effort, & veux-je qu'on charge de ce soin des personnes qui ne prendront d'autre part à l'état du corps que celle qu'on doit attendre de l'humanité.

On peut encore objecter que l'établissemenent que je propose ne peut se faire que dans les Villes.

Soit : faut-il, par la raison qu'il ne pourroit pas être étendu aux Campagnes, priver les Villes de l'avantage qu'il leur procureroit ? mais pourquoi ne pourroit-il pas s'étendre jusqu'aux plus petits villages, si chaque canton a plusieurs Chirurgiens ? au cas même qu'il en manquât, le petit honoraire certain que produira l'inspection sera que le nombre s'en multipliera.

En un mot, de quelque nature que soit le Reglement qu'on fera, quelqu'éloigné qu'il soit de la perfection dont je le crois susceptible, il sera toujours extrêmement utile, parce qu'il apprendra à tous les hommes que les signes de la mort sont incertains, & qu'on risque évidemment d'être homicide, en précipitant les Enterremens & les Embaumemens.

J'ajoute les ouvertures, soit qu'elles se fassent par ordre de Justice, ou pour l'instruction des gens du métier. Les Ordonnances qui reglent le tems où elles doivent se faire s'accordent en ce point avec la disposition des Rituels pour les inhumations, disposition dont j'ai démontré l'insuffisance. Mais ce qu'il y a singulier, c'est qu'en Allemagne, où l'on enterre beaucoup plus tard qu'en France, on s'écarte de l'usage en fait d'ouvertures; comme si l'on ne couroit pas risque, ou qu'il ne fût pas affreux, de mourir sous le couteau d'un Chirurgien! mais ce n'est point à ce seul titre que mon projet de Réglement peut être utile dans les pays Etrangers. Dans ceux où l'on differe le plus les enterremens, on ne prend aucune des précautions nécessaires pour empêcher la mort apparente de devenir réelle.

Je viens à l'objection de ceux qui regardent le Reglement comme impossible dans son exécution, & je répons que tout ce qui est nécessaire à la conservation des hommes est nécessairement possible ; or on ne peut nier que ce Reglement ne soit nécessaire à la conservation des hommes. Je pars maintenant de ce principe, & je dis que tout ce qu'exige la conservation des hommes est nécessaire, & j'en concluds évidemment la nécessité du Reglement que je propose. Je conviendrai volontiers qu'il est sujet à quelques inconveniens, mais quelle est la loi qui n'en ait point ? quel autre parti prendre que de se déterminer vers celui qui en a le moins ? & quel plus grand inconvenient que de laisser les hommes exposés au danger évident d'être enterrés vivans ?

J'ajouterai qu'il y a d'autres abus qui

ne méritent pas moins l'attention du Gouvernement, & que le même Réglement pourroit réformer. Il en régne dans plusieurs de nos Provinces un qui a excité le zele d'un Jurisconsulte Allemand, c'est d'ôter les oreillers, & même le chevet, des Malades qui sont près de mourir. Il prouve démonstativement que c'est un vrai homicide, tant parce que le but qu'on se propose est d'accélérer la mort, que parce que cette pratique peut la causer à des malades qui lui auroient échappé.

Le second est de faire regarder comme une espece de sacrilege de donner des secours temporels à des malades qui ont reçu l'extreme-onction.

Le troisiéme, beaucoup plus universel, est de traiter avec tant de négligence les malades prétendus désespérés, qu'on les laisse mourir presque sans secours. Si l'on peut rappeller à la vie ceux

qui

qui ont toutes les apparences de la mort, pourquoi ne pas ſecourir aſſiduement ceux qui vivent encore?

Le quatriéme abus, abus très préjudiciable à la Societé, eſt d'accorder aux Gardes la dépouille des morts.

Sans m'appuyer ici ſur des traits d'hiſtoire qui prouvent qu'il y en a d'aſſez perverſes pour *aider* les malades à mourir, cet uſage eſt préjudiciable par pluſieurs endroits. 1°. Il eſt bien prouvé qu'autant qu'il dépend d'elles elles chargent les malades d'alaiſes, de ſerviettes, &c. dans la vue d'augmenter leur butin, ce qui peut être très-préjudiciable aux malades dans bien des cas; & ce qui eſt une façon de voler qui mérite l'attention de la Juſtice. 2°. L'avidité de s'emparer de la dépouille, peut les empêcher, dans la crainte qu'elle ne leur échappe, de donner aux malades dont on n'eſpere que peu de choſes les ſoins convenables à leur rétabliſſement. 3°. La même avidité eſt cauſe en bonne partie de l'abus de mettre les pretendus morts ſur la paille ; ce qui eſt capable de faire mourir ceux qu'on pourroit rappeller à la vie par les moyens que nous indiquerons plus bas. S'il y a quelque circonſtance où il leur ſeroit dû une récompenſe extraordinaire, il ſeroit naturel & avantageux que ce fut quand le malade guerit.

Le cinquiéme abus, qui eſt pourtant étranger à mon objet, & dont je ne parle que pour n'en omettre aucun de ceux qui ſont relatifs aux enterremens, eſt d'enterrer dans des caves communes, & même dans les Egliſes. L'ouverture d'une de ces caves à Montpellier, ſuffoqua pluſieurs perſonnes au mois d'Août 1744. M. Boyer, Medecin ordinaire du Roy, en a vu arriver autant lorſqu'il étudioit à Montpellier, & ces exemples ne ſont pas les ſeuls. Un cadavre enterré dans une Eglise y a causé une telle infection qu'on a été obligé pendant quelque tems de transporter le service ailleurs. Il est donc évident que cet abus, qui d'ailleurs est contraire aux anciens canons, est très-préjudiciable à la santé des citoyens. Je ne m'étendrai pas davantage sur ce sujet ; il a été trop bien traité dans un Mémoire lû par M. Haguenot, Professeur en Médecine dans l'Université de Montpellier, à la *Societé* Royale des Sciences de la même ville, & par M. Porée, Chanoine honoraire du S. Sepulchre de Caën, dans ses Lettres sur la sépulture dans les Eglises.

J'aurois pu me dispenser de parler des Embaumemens dans mon Ouvrage. Les principes étoient établis ; mais ce qui concernoit les Embaumemens n'étoit que des conséquences éloignées de ce que j'ai dit des Enterremens : or j'ai cru devoir épargner aux Lecteurs que cette opération intéresse, l'embarras de les tirer, & les dangers d'une lecture trop peu reflechie. En un mot, j'ai voulu mettre en évidence que mon Ouvrage intéresse également les Rois, & les derniers de leurs Sujets. J'en tire une preuve démonstrative de l'histoire d'Espagne, où l'on voit que le Cardinal d'Espinosa, Premier Ministre de cette Couronne, ayant été mis entre les mains des Chirurgiens pour être embaumé, repoussa la main qui conduisoit l'instrument fatal qui lui donnoit réellement la mort. On ne laissa pas, quelque fut le motif des Operateurs, d'achever l'operation.

Plus on sera élevé en dignité, plus on sera exposé à ce sort funeste. L'amour propre a tant d'empire sur les hommes, qu'ils sacrifient tout à la crainte de perdre leur fortune. On achevera par politique ce qu'on aura commencé par ignorance, ou par témérité. Un pareil inconvenient, qui intereſſe les perſonnes les plus ſacrées, ne peut être prévenu avec trop de ſoin. En repréſentant donc la néceſſité d'un Réglement dérivé des principes établis dans mon Ouvrage, je travaille à mettre en ſureté la vie des Rois, comme celle de leurs Sujets.

PROJET
DU REGLEMENT.

LE premier article doit concerner la maniere de traiter les corps réputés morts, c'est-à-dire, d'empêcher une mort apparente de devenir réelle. C'est ce qui peut arriver si l'on empêche le sang de reprendre la liberté de son mouvement, l'air d'entrer librement dans le poumon, & le corps de se décharger des humeurs dont la mauvaise qualité, ou l'abondance, occasionne le symptome que l'on prend pour la mort.

Pour prévenir ces inconveniens, il faut ordonner, 1°. que les corps réputés morts seront laissés dans leurs lits dans le même état, & la même situation, où ils étoient pendant la maladie. La pratique universelle de mettre d'abord sur la paillasse le prétendu mort est une pratique meurtriére , furtout l'hiver. Les mouvemens même qu'on eſt obligé de lui donner, ſoit pour le changer de linge, ou défaire ſon lit, peuvent être meurtriers dans les circonſtances, & d'autant plus que, dans l'idée qu'on n'a rien à menager, ils ſont moins meſurés. Des obſervations certaines prouvent qu'il ſuffit de mettre ſur ſon ſeant un malade affoibli pour lui donner la mort ; parce-que dans cette ſituation le cœur n'a pas la force de pouſſer le ſang au cerveau, ce qui produit une ſyncope cardiaque, mortelle de ſa nature.

L'expoſition au froid de l'air eſt encore plus meurtriere pour les noyés que pour les autres malades ; & delà vient qu'on en réchappe ſi peu. Il faudroit au contraire les envelopper de linges & de couvertures chaudes, & les mettre dans quelque maiſon du voiſinage de l'eau, où l'on eut la liberté de leur donner des ſecours convenables ; sauf à laisser auprès d'eux un garde qui empêchât l'enlevement du corps jusqu'à ce que les formalités de Justice eussent été observées.

Il faut, 2°. deffendre expressément une autre pratique, au moins aussi meurtriere, qui est de boucher toutes les issues que la nature a destinées aux évacuations naturelles, ou contre nature. On est dans l'usage de boucher l'anus, l'urethre, les oreilles, & même le nez, & la bouche, de peur qu'il ne se fasse une évacuation, d'où dépend peut-être le rétablissement du prétendu mort. Mais un vil intérêt, tel que celui de menager les matelas, est-il un motif suffisant pour se mettre au risque d'étouffer une personne, en faisant regorger les humeurs dans les vaisseaux, ou l'empêchant de reprendre sa respiration ?

Telles sont à peu près les dispositions que doit contenir le Réglement, pour qu'on ne nuise point aux malades reputés morts. Mais comme tous les jours qu'un malade passeroit dans un état moyen entre la vie & la mort, sont autant de jours retranchés d'une vie dont tous les momens sont précieux, & que l'abandon où on laisseroit le malade pourroit changer une mort apparente en une mort réelle, comme Galien & d'autres Auteurs célebres l'ont remarqué, le Réglement doit prévenir cet inconvenient. Je renvoie à ma *Dissertation* sur les secours appropriés aux différentes causes de mort apparente, & je me contente d'indiquer ici ceux qui conviennent le plus généralement pour ranimer les esprits; c'est de souffler du poivre, ou même de l'euphorbe, dans les narines; d'y introduire de la moutarde la plus âcre; d'en frotter les gencives; ou, mieux encore, de les frotter rudement, ainsi que les narines, avec une plume trempée dans l'eſprit de ſel ammoniac, & même de faire avaler de cette liqueur au malade, &c.

Ces ſecours, & d'autres qu'on trouvera dans mon Ouvrage, peuvent rappeller à la vie les enfans qui naiſſent ſans en donner des ſignes, les noyés, ceux qui meurent étranglés, de même que ceux qui ſont frappés de maladies ſubites. Il eſt bon qu'on ſoit prevenu qu'il ne faut point ſe rebuter de leur inutilité apparente ; je rapporte dans ma Diſſertation des exemples authentiques de réſurrections qu'ils n'ont operées qu'au bout de pluſieurs heures. Mais quand ils ſeroient inutiles, j'ai démontré que toute eſpérance n'étoit point perdue, tant qu'il ne paroiſſoit ſur le corps aucun ſigne de putrefaction. Le Reglement doit donc deffendre de mettre un corps dans le cercueil, ou de procéder à l'embaumement, ou à l'ouverture, juſqu'à ce que la mort ſoit conſtatée par ce ſigne.

Le Réglement doit auſſi remedier à un abus que les loix Romaines traitent d'homicide, & qui n'eſt que trop commun, c'eſt d'enterrer les femmes qui meurent enceintes, ſans leur faire l'opération céſarienne, au moins après leur mort. C'eſt une conduite également contraire aux loix naturelle, & poſitive. Je rapporte dans ma *Diſſertation* pluſieurs exemples d'enfans nés vivans pluſieurs jours après la mort de leurs meres.

J'obſerverai à propos des femmes, qu'il en périt un grand nombre par l'ignorance de celles à qui elles donnent leur confiance dans le tems de leur accouchement. Cette ignorance mérite une autre peine que la honte, & le mépris. Mais il eſt ſouvent difficile de la prouver, ſi l'on n'ouvre les femmes qui meurent en couche. Auſſi un célébre Accoucheur Hollandois ſouhaite-t-il qu'on ne manque jamais de faire des ouvertures dans ce cas. Il paroît que cet article mériteroit d'entrer dans le Réglement. Je ne rappelle point ici plusieurs autres abus dont j'ai suffisament parlé dans mon Mémoire, & qui ne meritent pas moins l'attention du Gouvernement.

Mais que servira de faire un Reglement, si sa nécessité évidente n'est qu'un garand équivoque de son exécution ? Il est pourtant certain qu'il aura le sort d'une infinité d'autres, dont on loue la sagesse dans le tems même qu'on y contrevient, si l'on se repose de son exécution sur la famille des prétendus morts. Il est donc indispensable d'y insérer des dispositions, & de prendre des précautions, qui mettent dans l'impossibilité d'y contrevenir. D'où je concluds qu'il est nécessaire de commettre des Officiers pour veiller à son exécution, & de les choisir dans le corps des Medecins, ou des Chirurgiens. Car il est rare de trouver des Medecins dans les Campagnes, où l'exécution du Réglement est aussi nécessaire que dans les Villes.

En conſéquence le Réglement doit porter injonction à la famille, ou au maître de la maiſon où quelqu'un ſera reputé mort, d'en donner avis ſur le champ à l'Officier prépoſé pour le quartier ; & cette injonction doit être faite ſous des peines capables de fixer l'attention du Public.

Il faut obliger les Officiers à faire ſur le corps reputé mort les épreuves ci-deſſus indiquées comme propres à le rappeller à la vie, & les obliger à faire un nombre de viſites ſuffiſant, & convenable à la nature des maladies, & des ſaiſons.

Il faut deffendre aux Curés de faire la levée d'aucun corps à moins qu'on ne lui ait réprésenté un certificat en forme ſigné de l'Inſpecteur, où il ſoit fait mention que, s'étant préſenté pluſieurs fois dans la maiſon du mort, il a trouvé le corps dans ſon lit, comme s'il étoit ſeulement malade ; qu'après l'avoir exactement viſité, il a reconnu qu'on n'avoit pris aucunes meſures pour empêcher les évacuations de toute eſpece; qu'il n'a rien remarqué qui puiſſe faire ſoupçonner que la mort n'eſt pas abſolument naturelle; qu'après des épreuves réitérées il n'a découvert aucun ſigne de vie; & qu'au contraire ayant vû des ſignes certains de la mort, il ne s'oppoſe pas qu'on rende au corps les derniers devoirs.

Ce ne ſera peut-être pas un des moindres avantages du Réglement, que de prévenir des crimes, que l'eſpérance de l'impunité n'engage peut-être que trop communément à commettre.

On pourra tirer encore très-utilement parti de ces viſites pour connoître dans leurs commencemens les maladies contagieuſes, & prendre en conſéquence les meſures convenables pour en arrêter les progrès. Combien un ſemblable établiſſement n'eut-il point ſauvé d'hommes en Provence ? Il faudra donc assujettir les Inspecteurs à prendre des notes du genre de maladies dont seront morts ceux qu'ils auront visités, & de les remettre une ou deux fois par semaine aux Juges de Police, qui par la confrontation sçauront les maladies qui régnent dans le Pays.

Enfin le Réglement doit porter des deffenses aux Menuisiers, ou autres ouvriers, de mettre aucun corps dans le cercueil, avant que l'Inspecteur ait délivré le certificat dont le modele est ci-dessus.

On demandera sans doute où l'on prendra des fonds pour payer les Inspecteurs.

Je répons qu'il y a mille moyens de les trouver ; mais quand il seroit question de charger les particuliers de leur honoraire, il ne meurt point assez souvent du monde dans chaque famille, pour que cette dépense soit onéreuse.

Elle n'excedera jamais ce qu'auroient couté quelques jours de maladie de plus, & même elle pourra ne rien couter aux pauvres. Il n'y auroit pour cet effet qu'à taxer l'honoraire des Inſpecteurs à proportion de la dépenſe des frais funéraires.

Pour que le Réglement ſoit ſuffiſamment connu, il faut qu'il ſoit lû, publié, affiché, envoyé aux Curés de toutes les Paroiſſes du Royaume, & à tous les Juges, même Seigneuriaux; qu'il ſoit lû aux Prônes, & dans les lieux publics; & même obliger les Eccleſiaſtiques appellés pour l'adminiſtration des Sacremens à rappeller les diſpoſitions portées dans le Réglement.

J'ajoute qu'il doit être envoyé à toutes les Communautés d'hommes, & de filles, qui doivent y être également aſſujettis, & à qui il eſt peut-être plus utile qu'aux Laïcs.

Il faut enfin obliger les Inſpecteurs à

dreſſer un procès-verbal contre ceux qui ſe trouveront en contravention, & à le remettre au Juge Royal, qui décernera contre eux les peines portées par le Réglement.

Je finirai par une réfléxion qui concerne le choix des Inſpecteurs. Il y auroit peut être des inconveniens à commettre pour la viſite les Medecins qui ont traité malades ceux qui ſont reputés morts. Au reſte, je ne fais cette obſervation que pour faire connoître que j'ai tâché de ne rien laiſſer échapper de ce qui peut aſſurer la parfaite éxécution du Réglement.

Il eſt inutile d'obſerver qu'on ne doit charger perſonne de cette commiſſion, ſans lui avoir fait préter ſerment de l'executer fidellement.

Telles ſont les vûes que m'a inſpirées le bien de la Société. Je me détermine à les publier indépendamment de ma *Diſſertation* en faveur des perſonnes que leurs occupations, ou la crainte de s'attrister, pourroient détourner de la lecture de deux volumes qui ne roulent que ſur la mort, bien qu'ils contiennent moins de raiſonnemens que d'obſervations. Ce Mémoire renferme les conſéquences naturelles de mon Ouvrage. On ſe convaincra de leur juſteſſe, en y recourant. J'ai tout lieu de croire qu'on ne portera pas de ces morceaux un jugement déſavantageux, puiſque le Mémoire avant la réforme qu'il a eſſuiée & les augmentations qui ſe trouvent dans la préſente édition, à mérité l'attention du Chef reſpectable de la Juſtice; que c'eſt par ſes ordres que le projet du Réglement a été rédigé; & que c'eſt de ſon conſentement exprès que l'un & l'autre eſt imprimé.

HISTOIRES

De personnes rappellées à la vie après avoir été reputées mortes, venues à ma connoissance depuis la premiere édition de ma Dissertation jusqu'à l'entiére publication de mon Mémoire.

I. DAME Madelaine Duval, Dame de Store, qui a fait passer cette Terre dans la Maison de l'Aubespine de Verdronne, déterrée vivante, suivant la tradition unanime du païs

II. M. Chicoyneau, bisaïeul du premier Medecin du Roi, tiré du cercueil par ordre de M. le Duc de Montpensier, fut trouvé vivant, & M. le premier Médecin m'a dit qu'il venoit d'un fils né après la résurrection.

III. M. Mallet, Président en la Chambre des Comptes de Paris, a eu une aïeule portée à S. Eustache, tirée du cercueil par orde son mari, qui arriva dans le tems du convoi. Communiqué par M. Mallet.

IV. Mornac L. II. ff. liv. II. tit. 8 parle de la femme d'un Avocat au Parlement de Paris, nommé Duhamel, que le son de la vielle, accompagné des chansons du vielleux, rappella à la vie après vingt-quatre heures de mort apparente.

V. Salmuth dans ses Observations parle

d'une Hysterique de Leipsic, qui, sortant de sa bierre, vint trouver à table les gens de sa maison, à qui elle fit grande peur.

VI. Le même Auteur au même endroit parle d'une Hysterique de la même Ville trouvée vivante par des fossoieurs qui l'avoient déterrée pour la dépouiller de quelques bijoux, & du supplice de ces *violateurs*.

VII. Le célebre Pascal fut réputé mort pendant treize heures, à l'âge d'un an, suivant des Mémoires qui m'ont été communiqués.

VIII. Diemerbroek, dans son Traité de la Peste, parle d'un Païsan attaqué de cette maladie qui fut réputé mort pendant cinquante-deux heures, & qui auroit été enterré, si le menuisier avoit eu le tems de faire plûtôt son cercueil.

IX. Le même Auteur parle au même endroit d'un Enfant noïé, qu'il rappella à la vie après dix heures de mort apparente, qu'il avoit passées nud dans son suaire par un froid très-vif.

X. Il parle dans son Anatomie d'une Noïée qui donna sans secours des signes de vie après être restée long-tems dans l'eau, & plusieurs heures après qu'elle en eut été tirée dans un état de mort apparente.

XI. Beyerlinck parle d'un Gentilhomme de Vesoul en Franche-Comté, cru mort de la peste, qui revint à lui dans une grange où l'on avoit déposé son cercueil pendant le voiage qu'on lui faisoit faire pour le porter à une de ses terres.

XII. Il est parti de Paris il y a environ huit

mois une femme qui demeuroit fur la Montagne de Sainte Genevieve, qui a confervé pendant plus de trente ans dans fa chambre le cercueil dans lequel elle avoit été expofée à fa porte. Le fait eft notoire dans le quartier.

XIII. De Beffe, Maitre en fait d'Armes, enterré pendant trois jours à Valence, tomba à Lyon, où il demeuroit alors, dans une léthargie qui dura huit jours entiers fans donner de fignes de vie, & fut guéri parfaitement, comme plufieurs perfonnes me l'ont attefté d'après lui-même.

XIV. Le fieur Lamy, Tapiffier, demeurant dans un pavillon du College Mazarin, reprit l'ufage de la vie après vingt-quatre heures de mort apparente, fa foffe étant creufée, & fon cercueil dans fa chambre. Conté par Me. Sainte-Victoire, Religieufe de la Miféricorde, fa fille.

XV. Le furnommé *Malborough*, Charretier au fervice de M. Surgis, ci-devant Curé de Maudetour près Pontoife, donna des fignes de vie comme on le defcendoit dans la foffe après trois jours de mort apparente, & vécut long-tems après. Notoire dans le quartier.

XVI. En l'année 1670. M. l'Hermite de la Chatiere, Prevôt de la Maréchauffée à Sens, a été réputé mort pendant long-tems ; & auroit été enterré fans un domeftique qui revint à propos de la campagne. Il a eu plufieurs enfans depuis. Certifié par M. l'Abbé Fenel, de l'Academie des Infcriptions.

XVII. Marie Legendre, fille d'un Marchand Mercier, rue S. Denis à Paris, auroit été ensevelie en 1674. sans son pere qui arriva heureusement d'un voyage. Elle est morte à 70 ans, & a conté plusieurs fois son histoire à plusieurs de mes amis.

XVIII. La femme d'un Gentilhomme fut déterrée vivante à Basingstoke en Angleterre le quatriéme jour après sa mort réputée, avec la tête & le visage meurtris, & les doigts rongés. *Tiré de la Traduction faite en Angleterre de la premiere Partie de ma Dissertation sur l'incertitude des signes de la Mort.*

XIX. Rostagny, dans son Commentaire sur les Erreurs populaires de Primerose, parle d'un Léthargique depuis dix heures enterré vivant au bout de ce tems, parce que le lendemain le Curé n'auroit pas eu le tems de faire la céremonie.

XX. Une fille du Comte d'Anville, âgée de quelques mois, fut rappellée à la vie par sa mere long-tems après sa mort apparente; elle étoit mariée lorsqu'on écrivoit son histoire dans le Mercure Galand, May 1699.

XXI. Mlle Desplaces, depuis femme de M. Labadie, Châtelain de Saint Bonnet-le-Château en Forêt, pensa être portée en terre après deux fois vingt-quatre heures de léthargie, & eut depuis plusieurs enfans, dont il y en a de vivans. Cette histoire est environ de l'année 1705.

XXII. En 1709. Marjollet, Ouvrier à Rheims, fut réputé mort à l'Hôtel-Dieu, & rappellé à la vie par la douleur qu'il ressentit d'une côte enfoncée en le jettant sur le brancart pour le porter en terre. Attesté par M. Joffret Docteur en Medecine à Rheims.

XXIII. Le surnommé *Trompe la Mort*, Garçon Tonnellier travaillant habituellement à la Halle au vin à Paris, fut enterré deux fois à Clamarre, comme il l'a dit lui-même à plusieurs personnes de ma connoissance. Il est mort depuis sept à huit ans.

XXIV. On trouvera dans le dernier volume des Mémoires de l'Académie des Curieux de la Nature, trois Observations du Docteur Kundmann concernant trois Noïés rappellés à la vie malgré tous les signes extérieurs de la mort.

XXV. M. Chéyné, dans son Traité des maladies Angloises ; parle du Colonel Townshend, qui fit en sa présence, & celle d'autres personnes, l'expérience de se faire mourir, & ressusciter.

XXVI. En 1716 on déterra vivant dans le Cimetierre de l'Eglise d'Oxmanston à Dublin, le nommé Mendevil, Trompette, enterré depuis vingt-quatre heures, & gardé pendant deux jours. *Communiqué, ainsi que les deux histoires suivantes, par M. le Comte de Barneval.*

XXVII. Une Dame de Dublin, sortie vivante d'un souterrain où on avoit déposé son cercueil, a eu plusieurs enfans depuis.

XXVIII. Myladi Roussel, gardée huit jours en Angleterre par son mari, qui ne voulut par souffrir qu'on l'enterrât, reparut à la Cour, & mourut après son mari il y a une quinzaine d'années.

XXIX. Le P. Trabouillard, Benedictin, actuellement en l'Abbaïe du Bec, fut réputé mort en 1717 à Rheims pendant plusieurs heures par les Medecins de la maison. Attesté par lui-même.

XXX. A peu près dans le même tems, une fille à Montpellier donna des signes de vie comme on la portoit en terre. Elle eut depuis le surnom de *la Ressuscitée*. Attesté par Messieurs Gourraigne & Guisard Docteurs en Medecine.

XXXI. Pierre Guyard, Compagnon Relieur, natif du village de Nogent, Paroisse de Lilladam, à l'âge de six mois, fut enseveli pendant quinze heures par un froid très-vif. Il auroit été enterré, comme il me l'a dit, si le Curé en avoit eu le tems.

XXXII. Marie Sillole, veuve Barade, actuellement vivante à Montpellier, fut rappellée à la vie, comme on la descendoit pour la porter en terre, par la chute de son cercueil, qui donna un coup mortel a une femme qu'il rencontra sur l'escalier. C'étoit vers 1720. Attesté par M. Guisard.

XXXIII. La Demoiselle Audrigue de Marseille, revint si parfaitement à la vie le jour même que son mari l'avoit traînée dans le tombereau, la croïant morte de la peste, qu'elle y porta le lendemain le corps de son mari.

XXXIV. En 1723. une Femme de chambre de Madame de Perussys, fut rappellée à la vie dans l'Eglise de Cordeliers d'Avignon, parce qu'on poussa rudement contre sa tête celle de M. l'Abbé de Perussys.

XXXV. En la même année, Françoise Giguet de la paroisse de S. Laurent en Savoie, en conséquence d'une chute faite étant

grosse,

grosse, resta trois fois vingt-quatre heures sans signes de vie, accoucha heureusement, & guérit. Conté par M. Marvignon son fils, Ecclesiastique, demeurant à Paris rue des Amandiers.

XXXVI. Le même m'a dit qu'une fraïeur fit tomber un domestique de son pere dans un état de mort apparente qui dura quarante-huit heures, & qu'il revint à lui comme on l'alloit enterrer. Il vit encore.

XXXVII. Jeanne-Nicole le Camus, alors âgée de trois ans & demi, actuellement mariée au sieur Destourbay, Maitre ès Arts près le Séminaire de S. Magloire, fut tirée en 1723 d'une léthargie dans une petite verole, & rappellée à la vie par la chute de son cercueil, comme on la portoit en terre.

XXXVIII. En 1725. la Dame Michellin, veuve d'un Marchand de Troies, fut tirée vivante de son cercueil après trois jours de mort apparente. Elle eut des enfans depuis, & vit encore.

XXXIX. Le nommé Vattier, Compagnon Tailleur, locataire du pere de la Dame Destourbay, revint chez lui du Cimetiere de S. Sulpice, où il avoit été enterré. Conté par ladite Destourbay.

XL. Une Cuisiniere de M. Lagnier Procureur, demeurant dans l'Hôtel des Ursins, fut tirée vivante de la bierre en 1731, & rappellée à la vie par M. Caumont, Démonstrateur Roïal en Chirurgie. Conté par lui-même.

XLI. Au mois de Novembre 1732 un homme étouffé dans une mine de charbon près d'Alloa en Ecosse, fut parfaitement guéri, bien qu'il ne donnât plus de signes de vie. Essais de Medecine d'Edimbourg, Tom. VI.

XLII. M. Batide, Chirurgien de la Charité de Versailles, mort depuis peu d'années, fut réputé mort pendant trois jours en .... Attesté par M. Dulattier Chirurgien.

XLIII. Une Lettte de M. Foppiani, Docteur en Medecine à Genes, que M. de Jonville, Envoyé du Roi auprès de cette République, a eu la bonté de me communiquer, parle d'un jeune homme de quinze ans qui revint à lui après avoir été réputé mort pendant vingt-quatre heures.

XLIV. Un domestique de M. de Thugny fut rappellé à la vie il y a peu, dans le tems qu'on le croïoit mort, par M. Dixe, Medecin de la Faculté de Paris, & parfaitement guéri.

XLV. Il y a environ un an qu'on rapporta chez elle vivante une femme de Melun qui donna des signes de vie dans le tems qu'on descendoit son cercueil dans la fosse.

XLVI. A la fin d'Octobre 1745 la Dame Cortez fut étouffée dans son cercueil dans l'Eglise des Martigues près de Marseille, où elle avoit été déposée en attendant son enterrement.

XLVII. Madame la Comtesse de Laval fut rappellée à la vie par une saignée que sa Femme de chambre obligea un Chirurgien de lui faire, quoiqu'on la crut morte depuis long-tems.

XLVIII. La dame veuve de M. Fromont, Medecin de la Faculté de Paris, alors âgée de neuf à dix ans, fut jugée morte de la petite verole, ce que je prie de remarquer, & mise sur la paille, où elle resta neuf à dix heures. Elle revint à elle comme on se disposoit à l'ensevelir.

XLIX. François Bordau, surnommé depuis ce tems *Trompe la Mort*, Roulier, demeurant rue S. Gilles à Estampes, fut trouvé vivant quand on fut pour l'ensevelir. Il est encore plein de vie.

HISTOIRES

De même nature venues à ma connoissance depuis la publication de mon Mémoire jusqu'a la fin de la rédaction de la seconde édition de ma Dissertation.

I. & II. Corneille le Bruyn dans le tome I. de son *Voyage au Levant*, parle d'un Turc tiré vivant du tombeau, où sa mere morte l'avoit mis au monde. Le Jurisconsulte Valerius atteste un fait semblable.

III. On voit dans la vie d'Apollonius de Thyane que ce fameux imposteur se fit honneur de la prétendue résurrection d'une fille regardée comme morte par tout le monde.

IV. Il est parlé dans le tome VIII. *des Causes célebres & intéressantes* d'une fille qui devint grosse dans le tems qu'elle étoit réputée morte.

V. Le Cardinal Remolini, mort à Rome en 1518, fut enterré vivant, puisque, ses tombeau ayant été ouvert quelques années après, on trouva son bras sous sa tête. V. le 125. liv. de l'hist. Ecclef. pour servir de suite à celle de M. Fleury.

VI. Une femme de Clairvaux fut trouvée vivante comme on alloit l'enterrer. Attesté par M. Bressand, Medecin au dit lieu.

VI. Une fille fut déterrée vivante à Dole par des Soldats qui passoient la nuit dans l'Eglise Paroissiale, reportée chez elle, & guerie. Attesté par M. Charles, Professeur en Medecine à Besançon.

VII. Remi Henault, de la ville de Poissy, y fut rappellé à vie la dans le tems qu'on le croioit mort. Ce fait est constaté par son épitaphe qui existe dans l'Eglise paroissiale de cette ville.

VIII. Madame de Revenac, déterrée par des domestiques qui vouloient s'emparer des bijoux avec lesquels elle avoit été enterrée, se trouva assez de force pour revenir dans son appartement. Elle accoucha plusieurs mois après sa résurrection d'un enfant actuellement vivant, & a vécu vingt ans depuis.

I . Une femme de Cadillac ayant été déterrée à l'occasion du bruit qu'on entendit dans son cercueil, fut trouvée vivante, & ayant la main & la moitié du bras rongées. Elle mourut en l'exposant au grand air.

X. Un Gentil-homme du Périgord ayant déterré une dame qu'il aimoit, la trouva vivante; elle fut guérie, & eut plusieurs enfans de son libérateur. Ce trait d'histoire & les deux précedens, m'ont été envoyés de Bordeaux par un de mes amis.

XI. Le Comte Richard, au rapport de Ranulphe *Polychron. lib. VI. c.* 7. effrayé par la sortie d'un prétendu mort de sa bierre, lui passa son épée au travers du corps, & le rendit effectivement tel.

XII. La femme du nommé Grain, perruquier dans *Catheton-Street* à Londres, fut tirée vivante du tombeau trois jours après son enterrement, & a eu plusieurs enfans depuis sa résurrection.

XIII. La femme de M. Rousseau ; Marchand à Rouen, réputée morte depuis trois jours ; fut rappellée à la vie comme on alloit la porter à l'église, par l'application de vingt-six ventouses scarifiées, & a eu vingt-quatre enfans depuis ce tems. Attesté par ses petits enfans.

XIV. Jean Ewich rapporte dans un traité sur la peste, qu'une femme de Padoue accoucha dans son tombeau de deux enfans bien vivans, dont les cris les sauverent ainsi que leur mere.

XV. Henry, Comte de Salm, fut déterré à cause du bruit qu'on avoit entendu dans son tombeau, & fut trouvé le visage en dessous. V. le Spicilege de Luc d'Achery tom. III.

XVI. Le R. P. Calmet, *Dissertation sur les Revenans*, parle d'un homme déterré pour le même sujet à Bar-le-Duc, qu'on trouva s'être mangé les bras.

XVII. Jeanne Geres, fille de l'Enfance, fut trouvée vivante comme on alloit la descendre dans la fosse. V. l'hist. de cette Congrégation tom. I.

XVIII. André de Bayon, mort à Boulaincourt âgé de près de cent ans, auroit été enterré à l'âge de six mois, sans une sœur qui voulut l'embrasser avant qu'on le mit dans la fosse. Mercure d'octobre 1719.

XIX. Roger de Charlevoix auroit été enterré à l'âge de six ans, sans le Medecin de la maison, qui ne put se persuader qu'il étoit mort. Attesté par le P. de Charlevoix, Jesuite, l'un de ses enfans.

XX. M. Guattani Chirurgien major de l'hôpital du S. Esprit à Rome, connoît dans cette ville une femme de plus de cent ans, qui revint à elle dans un hôpital où elle avoit été malade, dans le tems qu'on alloit l'ensevelir.

XXI. Une personne qu'on portoit en terre il y a environ quarante ans à Cesanne en Brie, fut rappellé à la vie par les cris de sa mere qui arrivoit de la campagne. Communiqué par M. Bouillet, Medecin de Beziers.

XXII. M. Coustou, Chanoine Régulier de sainte Génevieve, actuellement curé de S. Pierre à Auxerre, fut rappellé à la vie par une dame de ses amies, dans le tems qu'il étoit sur la paille.

XXIII. Elisabeth Potiers, de la ville de Rouen, fut trouvée vivante, dans le tems qu'on alloit l'enfermer dans le cercueil. Elle est morte en 1741.

XXIV. Marie Lemoine, de la même ville, fut trouvée vivante peu de tems avant que le Clergé vint pour l'enlever. Elle a actuellement soixante-sept ans, & en avoit quinze pour lors.

XXV. Le nommé Gourné, de Rouen,

fut trouvé vivant dans son cercueil exposé sur sa porte, & mangea de bon appétit étant remonté dans sa chambre. Attesté par ses petites filles. J'ai obligation de cette histoire & des trois précedentes à M. Pinard D. M. de l'Academie de Rouen.

XXVI. La nommée Catherine fut enterrée vivante dans l'Eglise des Jacobins d'Alais, il y a environ quinze ans, comme on le jugea par ses doigts engagés entre le cercueil & le couvercle. Communiqué par M. Dupin, Chanoine d'Alais.

XXVII. M. Dumau, habitant de Bordeaux fut sauvé par l'affection de son domestique, comme on alloit l'enterrer. Attesté par l'Académie de Bordeaux.

XXVIII. Une fille crue morte à l'hôpital d'Angers ne revint à elle que par la douleur que lui causa un coup de bistouri donné sur la poitrine, à dessein d'en faire l'ouverture. Attesté par l'Académie d'Angers.

XXIX. Un crocheteur d'Orleans revint à lui comme on alloit le mettre en terre. Il fut surnommé *le Ressuscité*, & a vecu trente ans depuis. Attesté par la Société Litteraire d'Orleans.

XXX. M. Duquesnoy, qui a été depuis Echevin à Paris, revint à lui dans une Eglise de Rome où il alloit être enterré. Attesté par M. le Procureur du Roi de l'hôtel de ville, & par plusieurs Echevins.

XXXI. René Bruneau, habitant de Daon en Anjou, reprit les sens comme on alloit l'ensevelir, après l'avoir laissé long-tems sur la paille par un tems fort froid. Attesté par

M. Chailland, ancien prieur curé de Daon.

XXXII. Jean Ewich, dans le traité cité plus haut, parle d'un homme de Toulouse tombé en syncope étant attaqué de la peste, lequel revint à lui dans la fosse, qui heureusement n'avoit pas été comblée.

XXXIII. Simon Gonon, surnommé *Trompe la mort*, exposé depuis longtems sur une table de pierre par un froid très-vif dans l'hôtel-Dieu d'Orleans, auroit été enterré sans sa femme qui voulut encore l'embrasser. Attesté par M. Gasneau, curé de Briare, domicile du ressuscité.

XXXIV. M. Gillot, Chanoine de Montauban, fut rappellé à la vie par un de ses amis, malgré toutes les assurances qu'on lui donnoit qu'il étoit mort. Attesté par l'Academie de Montauban.

XXXV. Un homme cru mort d'une fievre maligne dans le village de Goutz près de Tartas en Gascogne, revint à lui comme on le portoit en terre. Attesté par M. Maurain, Chirurgien de S. Cosme.

XXXVI. M. Boutron, prêtre, jugé mort d'une fluxion de poitrine avec le pourpre, pendant laquelle il avoit été traité par M. Silva, revint à lui sur la paillasse où il avoit été mis par un froid très-vif, & guérit. Attesté par lui-même.

XXXVII. Une dame de qualité âgée de soixante-dix-huit ans, fut jugée morte d'une syncope à la fin d'un accès de fievre double tierce, & rappellée à la vie par des cordiaux que M. de S. André lui fit prendre. V. ses réflexions sur la nature des remedes, &c.

XXXVIII. Une femme en couches, sans connoissance, ne revint à elle que par la terreur qu'elle eut en entendant ses gardes qui complottoient *de lui aider*, & à cause de la dispute qu'elles eurent à l'occasion d'un couvrepied. Mercure, avril 1747.

XXXIX. M. Mercier, Chanoine de Montauban, donna des signes de vie dans le tems que le Chapitre venoit pour faire la levée du corps. Attesté par l'Académie de Montauban, ainsi que l'histoire suivante.

XL. Jean Rochefort, fils d'un Tailleur de la même ville, crut mort de convulsions, ne doit la vie dont il jouit encore qu'à la tendresse de sa mere, qui lui donna tous les secours qu'elle put imaginer.

XLI. F. Pierre Renaud, Carme, fut enterré vivant dans le caveau des Carmes de Clairvaux, & trouvé le lendemain de l'enterrement sur l'escalier ayant les doigts écorchés. Attesté par M. Bressand, Medecin audit lieu.

XLII. Le sieur Saunier, Notaire à Tozia en Bresse, aiant été exhumé par rapport au bruit qu'on entendoit dans son tombeau, fut trouvé mort avec les mains rongées. Attesté par M le Baron d'Herminville.

XLIII. Le R. P. Calmet dans sa *Diss. sur les Revenans*, parle d'une dame de sa connoissance qui auroit été enterrée sans l'opposition de son mari, quoiqu'il y eut trente-six heures qu'on la crut morte.

XLIV Un garçon Perruquier jugé mort d'apoplexie, fut enterré, & ayant été exhumé le troisiéme jour, à cause du bruit qu'on avoit entendu dans sa fosse, on jugea qu'il n'étoit mort que depuis deux heures. Communiqué par le R. P. Calmet.

XLV. & XLVI. Sachs raconte daus son *Ampelographie* l'histoire de deux noyés rappellés à la vie par une pratique singuliére rapportée dans ma *Dissertation*, quoiqu'ils fussent réputés morts.

XLVII. M. Gibert, Medecin d'Alais, rappella à la vie une noyée, après dix heures de mort apparente. Attesté par M. de Sauvages, Professeur en Medecine à Montpellier.

XLVIII. Un Pensionnaire des Jesuites de Poitiers, s'étant noié en se baignant, fut rappellé à la vie par le F. Josset, leur Apotiquaire, après un tems assez considérable de mort apparente. Attesté par M. de Fontenettes, doien de la Faculté de Medecine de la même ville.

XLIX. La mere du Pasteur Albinus, fit revenir un jeune homme qu'on avoit tiré sans signes de vie de l'eau où il avoit été pendant deux heures.

L. & LI. Il est rapporté dans un ouvrage Allemand intitulé: *L'art de rappeller à la vie les personnes noiées*, que deux femmes parricides, & submergées pour punition de ce crime, sont revenues d'elles mêmes à la vie, dans le tems qu'on les transportoit pour les dissequer.

LII. & LIII. Van Helmont *de Dementi idea* parle de sa sœur & d'un autre noié, qui furent rappellés à la vie après une assez longue submersion.

LIV. & LV. Weber, *Ars discurrendi &c.* parle de deux pendus revenus d'eux mêmes à la vie, quoiqu'on les crut bien morts.

LVI. Pareille chose arriva à Montpellier en 1745, au rapport de M. Combalusier Docteur en Medecine de lad. Faculté, & de la Societé Royale de la même ville.

LVII. Une fille de Grenoble, tombée en apoplexie par la vapeur du charbon, y fut enterrée, & trouvée vivante le troisiéme jour. Communiqué par M. Charles Professeur en Medecine à Besançon.

LVIII. L'Auteur Allemand que je viens de citer parle de plusieurs animaux étouffés dans la chaux vive, qu'il rappella à la vie par la méthode qu'il expose.

LIX. Hermotime de Clazomene fut brulé dans un accès d'ecstase, ou on le crut mort V. M. Huet *Demonstr. Evangel.*

LX. Un homme d'Uzal en Affrique guerit de lui-même d'une longue ecstase que lui avoit causée la chute d'une muraille, sous laquelle il avoit été enseveli.

LXI. Un ecstatique, réputé mort pendant trois jours, revint à lui, & a vécu longtems depuis cet accident.

LXII. S. Salvi, evêque d'Albi, fut réputé mort à cause d'une ecstase qui dura vingt-quatre heures.

LXIII. S. Fursy en eut deux semblables à un jour de difference, qui le firent réputer mort comme le precedent. Ces quatre histoires sont extraites de la *Dissertation sur les Revenans* du R. P. Calmet.

LXIV. Une femme à qui M. Mery avoit

fait l'opération césarienne la croiant morte, fut ouverte vivante. *Hist.* de l'Acad. R. des sciences ann. 1699.

LXV. Un homme ayant été ouvert par François Rota, on trouva que son cœur, quoique rongé par un ulcere, palpitoit encore.

LXVI. Rohrius & Ranfft, dans leurs traités *De masticatione mortuorum in tumulis*, rapportent cinq observations détaillées de personnes enterrées vivantes en Allemagne, & en indiquent d'autres, quoiqu'on n'y enterre qu'après trois jours révolus.

LXVII. L'enfant de François Dumont, du village de Lowarde près Douai, tiré sans signes de vie du sein de sa mere réputée morte depuis plusieurs heures, revint à la vie par les secours qu'on lui donna constamment pendant trois heures, & ceux qu'on donna de même à la mere la firent revenir à elle au bout de sept heures de mort apparente. Attesté par M. Rigaudeaux Chirurgien aide Major de l'hôpital Royal de Douai, qui a fait l'accouchement.

HISTOIRES

De même nature venues à ma connoissance depuis que la seconde édition de ma Dissertation est finie.

I. RENée Chauvel, étant restée sous l'eau pendant environ une heure, fut rappellée à la vie, & a vecu longtems depuis. Mercure, Juillet 1698.

II. M. Bermingham, étant externe à l'hôtel-Dieu de Paris, fut par ordre de M. Thibault à cinq heures du matin pour choisir un sujet propre à être disséqué, & il y trouva une femme qui étoit revenue à la vie, & qu'il fit recoucher. Attesté par lui même.

III. François Henriquez Mirandella, Medecin Portuguais, rapporte dans ses obsérvetions medicinales qu'un homme qu'on portoit en terre, fut rappellé à la vie par du vin que les porteurs laisserent tomber sur son visage, en se rafraichissant sur le chemin.

IV. La fille unique d'un Marchand d'Anvers, enterrée dans un caveau après trois jours de mort apparente, fut trouvée huit jours après sur les dégrés, ayant le poing rongé.

V. Charles Pison, *De morb. a serof. colluv.* parle d'une hysterique qui revint à elle, parceque son pere, heureusement absent, n'étoit pas en état de donner les ordres nécessaires pour son enterrement.

VI. M. de Sauvages Professeur en Médecine à Montpellier me mande par une lettre du 14 Juillet de l'année 1748, qu'un chien qu'il avoit étranglé revint de lui-même à sa vie, après avoir paru mort pendant quelques heures.

VII. Madame de Grefeuille, dans le tems qu'on alloit la renfermer dans le cercueil au bout de vingt-quatre heures de mort apparente, revint à elle au milieu des embrassemens & des secousses que lui donnoit une ancienne femme de chambre. Attesté par M. de Grefeuille ancien Capitaine au Régiment d'Agenois.

VIII. M. Rigaudaux Chirurgien aide-Major des hôpitaux du Roi à Douai, m'a encore fait part des trois histoires suivantes, notoires à Douai.

Louis Desjardins, Postillon de M. Choquet, donna des signes de vie dans le cercueil après dix-huit heures de mort apparente, & a vecu douze ans depuis.

IX. M. du Rondau, prêtre habitué de la paroisse de S. Nicolas, alloit être enterré, lorsqu'une tante qui le sçavoit sujet à une maladie soporeuse, arrivant heureusement de la campagne, fit ouvrir le cercueil. Il étoit si bien vivant qu'il l'est encore.

X. Marguerite Broux, fille d'un Charpentier de la Paroisse de S. Albin, crue morte d'une fievre putride, donna des signes de vie dans son cercueil après vingt-deux heures de mort apparente, & se porte encore bien aujourd'hui.

XI. La nommée Catherine, fille mandiante à Amiens, crue morte d'une maladie soporeuse, fut mise dans le cercueil, & rappellée à la vie par la blessure que lui fit un cloud en fermant le cercueil. Elle a vecu nombre d'années depuis. Attesté par l'Académie d'Amiens.

XII. M. De la Sorinière, de l'Academie Royale d'Angers, m'a mandé que depuis peu de tems le nommé Gazeau, son vigneron, portant un corps en terre lui quatriéme, l'avoit senti remuer plusieurs fois, & qu'il n'en avoit rien dit, tant parcequ'il ne s'étoit pas cru plus obligé de parler que les autres, que parcequ'il s'étoit fait un scrupule de troubler la ceremonie. Voilà des délicatesses d'un goût singulier.

XIII. Le nommé Rabardeau, meunier à Martigué-Briand en Anjou, réputé mort d'une fievre maligne, après vingt-quatre heures fut porté à l'église, & donna des signes de vie dans le tems qu'on alloit l'enterrer. Il étoit encore vivant en 1747, & a conté lui même son histoire à M. l'Abbé Menon, Docteur en Theologie, de qui je la tiens.

CE Mémoire étant fait pour être lû par bien des personnes qui n'auront point ma *Dissertation sur l'Incertitude des Signes de la Mort*, j'ai cru que le bien public exigeoit que j'y inserasse les Jugemens qu'ont portés de la premiere édition du même Mémoire celles des Compagnies Sçavantes de France qui m'ont honoré d'une réponse, lorsque je le leur envoiai ; rien n'étant plus propre à faire connoître que je ne suis pas le seul qui juge nécessaires les précautions, ou plûtôt le Reglement que je demande. Je crois aussi faire plaisir au Lecteur en lui donnant l'Epitre suivante, composée à l'occasion de ma Dissertation par M. de la Sorinière, de l'Academie Royale d'Angers.

EPITRE.

BRUHIER, ton immortel Ouvrage
Ouvre les yeux à bien des gens
Sur l'abus, le cruel usage,
D'enterrer les morts tout vivans.
Chacun fremit, ne peut s'en taire,
Et déja dans son testament
De clause expresse & salutaire
Ajoute un petit supplement
Qui servira de Réglement
Pour brider l'héritier avide,
Dont l'empressement homicide
Veut nous loger trop promptement
En telle eglise ou cimetiere
Où nous reposerions long-tems;
Arrêt fatal aux survivans!
Collateraux auront beau faire,
Ils attendront assurement
Quatre jours impatiemment;
Ce n'est pas trop en telle affaire.
Car je t'avouerai sans mystere,
BRUHIER, qu'il me déplairoit fort,
Bien à l'étroit dans une bierre,
De me voir vif après ma mort.

JUGEMENS

Que les Académies & Facultés de Médecine ont portés de ma Dissertation, ou de mon Mémoire par ordre de dattes.

L'académie des Jeux Floraux de Toulouse.

ON ne sçauroit trop louer votre zele pour détruire un préjugé d'une aussi grande conséquence que celui que vous attaqués, cet usage meurtrier d'enterrer sans prendre toutes sortes de precautions des corps humains dont la mort peut n'être qu'apparente . . . Il est fort à souhaiter que, la paix ayant rétabli la tranquillité, sa Majesté puisse donner son attention à favoriser votre projet de réglement, pour que les Compagnies superieures chargées de la police de l'Etat le fassent exécuter avec toute l'exactitude possible. Le 18 Septembre 1746.

L'Académie Royale des Sciences, Inscriptions, & Belles-Lettres de Toulouse.

IL n'y a point de doute qu'elle n'en pense favorablement, & qu'elle ne s'intéresse à son execution, en attendant qu'il soit autorisé par le Réglement qui doit lui donner force de loi . . . Il y a lieu de s'étonner qu'une Nation religieuse, éclairée, & raisonnable, soit aussi peu précautionnée que nous le sommes contre l'abus effraiant que votre humanité vous fait entreprendre de réformer. 20 Septembre 1746.

L'Academie des Belles-Lettres, Sciences & Arts de Bordeaux.

LA quantité de faits que vous rapportés pourroit être multipliée à l'infini. Elle prouve bien le grand nombre de malheurs qu'on a ignorés, & qui ne sont arrivés que faute d'avoir pris les sages précautions que vous indiqués pour n'enterrer que des corps surement privés de la vie. Quelle obligation ne vous aura-t-on pas si vous réussissés à exciter le pouvoir des Souverains, & la vigilance des Magistrats, contre les abus homicides qui peuvent se commettre dans ce genre !... L'Académie fait des vœux pour que votre projet ait son entiere exécution. 4. Fevrier 1747.

L'Académie des Belles-Lettres de Marseille.

L'Académie à lû votre Mémoire avec un vrai plaisir. Tout ce qui est ami de l'humanité ne peut qu'applaudir à vos vues, & souhaiter ardemment que l'autorité les change en loix. Vous avés trouvé avec une attention qui ne peut être assez louée tous les moyens que la prudence humaine est capable d'inventer pour prevenir un malheur dont l'imagination ne peut soutenir l'idée. 28. Mars 1747.

L'Académie des Beaux Arts de Lion.

NOus louons votre zele pour la conservation du genre humain. Il faut de tems en tems des personnes aussi intelligentes que vous pour détruire des préjugés qui ne sont toujours que trop enracinés. Votre Mémoire donne des moyens pour prévenir le mal que vous combattés, en attendant que le Roi en fasse un réglement général. 1. May 1747.

L'Académie Royale d'Angers.

OCcupée de tout ce qui tend à l'utilité publique, l'Académie est entrée dans vos vues avec le plus vif désir d'en voir bientôt le succès. Les raisons dont vous appuyés votre sentiment, les exemples que vous cités, doivent toucher, effraier même, ceux qui auroient hésité a applaudir comme nous à la sagesse des regles que vous a dictées l'envie de procurer le bien de tous les hommes. Le 23 Juin 1747.

L'Académie des Sçiences de Dijon.

EST d'avis que si l'exécution d'un pareil Réglement pouvoit être uniforme par rapport aux lieux, aux différens climats du Royaume, & aux différens genres de maladies qui conduisent les hommes au tombeau, ce seroit certainement par les moyens que le sieur Bruhier explique dans son Mémoire, & que les réflexions qu'il a faites à ce sujet intéressent également la sagesse du Ministere, & la conservation des particuliers... & de ce qu'on a quelquefois rappellé à la vie des personnes, sans qu'il en soit rien arrivé de préjudiciable au public, l'Académie estime qu'on ne peut prendre trop de précautions pour constater la mort . . . & qu'ainsi une seule expérience tentée avec succès devroit l'emporter sur cent où l'on n'auroit pas réussi. 4 Août 1747.

L'Académie des Belles-Lettres de Montauban.

ON ne peut qu'applaudir aux soins genereux que vous vous donnés pour prévenir un malheur qui sans doute est arrivé bien plus souvent qu'on n'a pu s'en appercevoir par la précipitation des enterremens & embaumemens, dont vos sages réflexions nous garantiront à l'avenir. Il est assurément de l'intérêt de tous les hommes que le sceau du Prince & l'autorité publique confirment l'utilité de vos enseignemens, & que l'humanité se voye contrainte par la force des loix à devenir plus attentive sur le peril du plus affreux accident qui puisse affliger la nature. 16 Août 1747.

La Faculté de Médecine de Bourges.

LE Mémoire que vous nous avés envoyé est trop judicieusement écrit, & les faits trop bien circonstanciés, pour qu'il ne procure pas l'effet que l'on a lieu d'en attendre. Vous y avés tout prévu avec tant de justesse & de précision qu'il ne laisse rien à désirer . . . Nous ne trouvons aucun inconvenient à ce que votre projet soit exécuté, & nous nous ferons un grand plaisir de concourir pour y tenir la main, lorsque sa Majesté y aura donné la forme que vous souhaités. Août 1747.

L'Académie des Sciences & Belles-Lettres de Rouen.

NOus regardons le projet de réglement que vous proposés comme trop sage & trop intéressant pour la vie des hommes, pour douter que sa Majesté ne l'érige pas en loi .... Ce sera le seul moyen de vaincre les préjugés, & de mettre à profit vos sçavantes réfléxions. Les Inspecteurs dont vous demandés l'établissement seront d'une nécessité indispensable. 22 Septembre 1747.

L'Académie Littéraire d'Orleans.

VOtre systême nous étoit connu, & nous avons applaudi au zéle que vous faites paroître pour l'etablissement d'un réglement d'autant plus raisonnable & plus sage qu'il ne charge les particuliers d'aucune dépense, & qu'il peut faire éviter une infinité de malheurs ausquels il n'est pas possible d'apporter du remede sans établir le Réglement que vous proposés. On doit même être fort étonné qu'un pareil réglement n'ait pas été en usage chez tous les peuples policés tant anciens que modernes. 9 Octobre 1747.

La Faculté de Médecine de Caën.

NOtre Falulté sera toujours très-soumise & très-attentive à l'exécution des Réglemens & des Ordres qui lui viendrons de la Cour,

Elle est de plus très-porte à publier & à faire valoir tout le prix & tout le mérite de vos observations, & de votre zéle. Le 25. Octobre 1747.

La Faculté de Médecine de Strasbourg.

OPtamus ut salutaria, totique generi humano haud parum profutura consilia..., Augustissimum Regem nostrum eo permoveant, ut mandato regia autoritate munito detrimento ex præcipiti nimis corporum humanorum pro vita defunctis reputatorum sepultura subinde enascente obex ponatur... Hinc palam esse arbitramur utilem omnino fore legem damnoso huic, aliisque abusibus quorum in libello memoriali mentio fit, modum posituram. 5. Novembris 1747.

La Société Royale des Sciences de Montpellier.

LA Compagnie a jugé qu'il seroit à souhaiter que le Réglement proposé par M. Bruhier fut autorisé ; qu'on éviteroit par là les inconveniens trop funestes des enterremens & embaumemens précipités. 16 Novembre 1747.

La Faculté de Médecine de Poitiers.

VOtre Mémoire fournit un grand nombre d'exemples d'enterremens précipités, & fait voir que tels & tels réputés morts ne l'é-

toient pas réellement ; ce qui nous fais regarder un réglement général à ce sujet, & à l'égard des embaumemens, comme une chose d'une nécessité indispensable, ou dumoins d'une fort grande utilité. 29 *Novembre* 1747.

La Faculté de Médecine de Besançon.

ILs croyent que rien n'est plus sage qu'un tel Réglement. La religion, la charité, & l'humanité, le réclament ; tout le monde y est intéressé, &, s'il est bien exécuté, on pourra quelquefois empêcher de prétendus morts d'être les malheureuses victimes d'une trop grande précipitation à les enterrer. 31 *Décembre* 1747.

L'Académie des Sciences de Beziers.

LEcture de votre Mémoire ayant été faite ... on convint unanimement que d'enterrer précipitament étoit un abus très condamnable, que le terme prescrit de vingt-quatre heures étoit insuffisant dans bien des cas, & qu'un Réglement la dessus ne pourroit être que très-utile à la Société, sans compter quelques cas particuliers, où il paroît être d'une nécessité indispensable. 2 *Avril* 1748.

L'Académie Françoise.

A Chargé M. l'Abbé du Resnel de me dire qu'elle me remercioit, & ne pouvoit qu'applaudire à mon zele, & faire des vœux pour le succès de mon projet. 8 *May* 1748.

L'Académie des Sciences & Belles-Lettres de Lion.

VOtre Ouvrage est si interessant pour le public, les avantages qu'il en peut retirer si certains, que nous ne pouvons que vous exhorter à lui faire part de vos nouvelles découvertes. 20 *Juin* 1748.

La Faculté de Medecine de Montpellier.

APrès avoir examiné le Mémoire... Nous estimons que le Réglement qu'il propose est avantageux au public. 13 *Juillet* 1748.

La Société Litteraire d'Amiens.

ELLE est très persuadée de l'utilité qui résulteroit du Réglement que vous proposés, & rien ne lui paroît plus important, ayant pour objet la vie des hommes. 16 *Juillet* 1748.

La Faculté de Médecine de l'Université Royale de Halle.

NOus avons trouvé que les propositions qui y sont faites, de même que les raisons sur lesquelles elles sont appuyées, sont toutes parfaitement conformes à la raison & à l'experience, & que par conséquent il seroit également

ment

ment utile & néceſſaire que leſdites propoſitions puſſent avoir leur plein effet. 22 *Août* 1748.

L'Académie des Belles-Lettres de Villefranche.

LES ſentimens d'humanité qui vous animent ſont très louables, & les exemples trop fréquens des malheurs que vous déſirés prévenir ſemblent devoir l'emporter ſur toute autre conſidération. 12 *Septembre* 1748

L'Académie Royale de Chirurgie.
Extrait du Rapport.

NOus croions très-avantageux au public que ſon Réglement puiſſe être exécuté dans les cas principaux que nous allons rapporter. 1°. *Les maladies ſoporeuſes...* 2°. *Les affections hyſteriques...* 3°. *La ſuffocation, de quelque cauſe qu'elle provienne... Les apparences de la mort dans les enfans qui viennent au monde, dont MM. Puzos, Bourgeois, Jart &c ont ſauvé un grand nombre... Enfin dans toutes ſyncopes & défaillances ſubites ſurvenues ſans être précédées de maladies, & dans toutes les apparences de mort ſubite. Il nous paroîtroit important qu'on ne s'en rapportât pas, comme on ne fait que trop ſouvent, aux lumieres & à la déciſion d'une garde ou d'un domeſtique, qui ne ſont & ne peuvent être en état d'en juger... Il n'eſt pas difficile de ſe déterminer à porter un Jugement favorable ſur cet Ouvrage;*

l'utilité que le Public en peut retirer, lui attirera sans doute le suffrage & l'Approbation de l'Académie.

Lecture faite de ce Rapport l'Academie, qui adopte les regles essentielles de conduite qui y sont proposées, a pensé de même sur l'extrême importance du projet de l'Auteur du Mémoire. 1 Octobre 1748.

La Faculté de Médecine de Paris.

NOus soussignés, Docteurs Régens de la Faculté de Médecine de Paris, & nommés par ladite Faculté pour examiner le Livre de M. Bruhier D. M. intitulé Dissertation &c. *& en dire notre sentiment; nous avons jugé que ce Livre tel qu'il est réformé dans la présente édition est d'une extrême importance pour le salut du public, & que l'Auteur insiste avec raison sur les funestes & trop fréquens inconveniens qui suivent les enterremens précipités. Fait à Paris le 19 Octobre 1748. Signé* Winslow, Falconet, Procope, Casamajor, Baude de la Cloix, Person.

Vû l'Approbation de MM. Winslovv, Procope, Falconet, Casamajor, Baude de la Cloix, Person, Docteurs Regens de la Faculté de Médecine en l'Université de Paris, Commissaires nommés pour examiner le Livre qui a pour titre Dissertation sur l'incertitude des Signes de la Mort &c. *Je consens pour la Faculté que ledit Livre soit imprimé. Fait aux Ecoles de Médecine de Paris le 19 Octobre*

1748. *Signé* J. B. T. Martinenq, Doyen de la Faculté de Médecine en l'Université de Paris.

Jugement de M. Helvetius, Conseiller d'Etat, premier Médecin de la Reine.

JE soussigné Conseiller d'Etat, premier Médecin de la Reine, Inspecteur général des Hôpitaux, Docteur Régent de la Faculté de Médecine de Paris, & de l'Académie Royale des Sciences, certifie à tous ceux qu'il appartiendra que le Réglement proposé par M. Bruhier Docteur en Médecine, est très avantageux & utile au public, & que tout doit engager les Magistrats à empêcher qu'on n'enterre si promptement, & sans avoir bien fait examiner si la personne est réellement morte ; en foi de quoi j'ai signé le présent certificat, Donné à Fontainebleau ce 13 *Novembre* 1748. *Signé* Helvetius.

L'Académie des Belles Lettres de Caën.

SUr le rapport des faits que vous cités, & dont elle suppose la vérité, la Compagnie convient unanimement que les precautions que vous éxigés sont très-sages, & nécessaires dans les maladies aigues. Le 23 *Novembre* 1748.

Jugement de M. Chicoyneau, Conseiller d'Etat, premier Médecin du Roy.

NOus Conseiller d'Etat ordinaire, premier Médecin du Roi, après avoir lû avec attention l'Ouvrage de M. Bruhier D.M. inti-

tulé Dissertation sur l'incertitude des Signes de la Mort, & l'abus des Enterremens & Embaumemens précipités, *& son* Mémoire sur la nécessité d'un Réglement général au sujet des Enterremens, & Embaumemens, *avons jugé qu'il est de l'utilité publique de différer les enterremens jusqu'à ce qu'on soit bien convaincu que les corps réputés morts le sont réellement, soit en se servant des moyens proposés par l'Auteur, ou par tels autres que le Gouvernement jugera être les plus convenables suivant la supériorité de ses lumieres. A Versailles le 2 Décembre* 1748. *Signé* Chicoyneau.

Approbation du Censeur Royal.

J'AY lû par ordre de Monseigneur le Chancellier la seconde édition du Traité de l'incertitude des Signes de la Mort, par M. Bruhier, Docteur en Médecine, dont la premiere avoit été reçue favorablement du public.

Les corrections & les additions que l'Auteur y a faites dans celle-ci, ne servent qu'à multiplier les preuves de la matiere importante qu'il traite, pour prévenir les funestes abus des enterremens précipités. Les recherches qu'il a faites dans cet Ouvrage sont infinies, & son zele ne peut qu'être applaudi, d'autant plus que le bien public est le seul objet qu'il s'est proposé. Fait à Paris ce 13 *Novembre* 1748.

BOYER, Médecin ordinaire du Roi.

Le Privilege est à la fin de la *Dissertation sur l'Incertitude des signes de la Mort.*

DISSERTATION

Sur l'Incertitude des Signes de la Mort, & l'abus des Enterremens & Embaumemens précipités, par M. BRUHIER, *Docteur en Médecine, deux volumes in-12.*

A PARIS,
Chez DEBURE l'aîné, Libraire, Quay des Augustins, à l'image de S. Paul.

Les deux volumes reliés 6. livres.

[illegible]

Le Mémoire broché 12. sols.

Seconde edition

TEL est le titre d'un Ouvrage dont le plus intraitable Critique de nos jours (l'Abbé Desfontaines) a dit qu'il devroit y avoir un exemplaire dans toutes les maisons. L'on ne trouvera pas l'expression trop forte, si l'on fait attention qu'il combat un abus des plus universels, & des plus dangereux au genre humain, soit qu'on l'envisage du côté de la religion ou du côté du physique ; abus qu'il est d'autant plus interressant de faire connoitre que son ancienneté le rend en quelque sorte respectable, & que bien des gens, qui n'ont point suffisament approfondi la matiere, croient la religion, le bon sens, & même l'humanité, intéressés à le soûtenir.

Cependant la lecture de cet Ouvrage démontre par une infinité d'exemples, qui remontent de siécle en siécle bien au-de-là de l'Ere chrétienne, que de tous tems les apparences de la mort en ont imposé, même pendant un nombre considérable de jours ; ce qui a fait que des personnes ont été enterrées vivantes, comme on l'a vû à l'ouverture de leurs tombeaux, heureusement faite quelquefois assez à tems pour rappeller le prétendu mort à la vie. L'Auteur, persuadé que les objets font d'autant plus d'impression qu'ils sont moins éloignés, s'attache sur-tout à multiplier les exemples modernes, & il en rapporte plus d'un cent depuis un siecle, nombre qu'il seroit encore en état d'augmenter par les découvertes qu'il a faites depuis l'impression de son ouvrage; & combien d'autres sont & seront toûjours inconnus!

Comme une infinité de personnes ne sont point à portée de lire les journaux, qui tous ont parlé de cet Ouvrage avec éloge, on a cru que leur interêt & celui de la société demandoient qu'on en donnat une idée abregée.

Les apparences de la mort se remarquent le plus communément dans la suffocation par l'eau ou par la corde, les chutes, les blessures, les hémorrhagies: Elles sont l'effet du froid, de la vapeur du charbon, & des liqueurs qui fermentent. de la foudre, des exhalaisons mortelles, de l'apoplexie, de l'épilepsie, de la catalepsie, de l'ecstase, de l'affection hysterique ou hypochondriaque connue dans le monde sous le nom de vapeurs, (ce qui rend cet Ouvrage particulierement interressant pour les personnes du sexe) des maladies contagieuses, comme la peste, la petite vérole, &c. de la syncope, de la léthargie, des passions de l'ame, &c. M. Bruhier entre dans un grand détail sur chacune de ces circonstances; il indique les signes auxquels on peut distinguer les apparences de la mort de la réalité; & enseigne tous les secours qu'on peut donner, & toutes les épreuves qu'on peut faire, dans les différens cas; épreuves qui sont communément des secours contre l'accident qui imite la mort. S'il le fait en Médecin, c'est toûjours en se mettant à la portée de tous ceux qui sont en état de lire avec réflexion; car, son ouvrage interressant tous les hommes en particulier, il a voulu qu'il n'y en eut aucun qui ne pût l'entendre.

Un des articles des plus importans est celui qui traite des secours qu'on peut donner aux enfans qui paroissent morts en naissant; & l'on se convaincra qu'il y en a beaucoup qui pourroient recevoir la grace du Baptême, & même donner des sujets à la societé, si l'on ne négligeoit de les rappeller à la vie par des moyens extrémement simples que l'Auteur indique. Il fait voir aussi la nécessité de l'opération Césarienne lorsque les femmes meurent enceintes, & comment il faut traiter les corps pour empêcher une mort apparente de devenir réelle; article d'autant plus interressant qu'il y a dans le monde, & sur-tout dans les maisons religieuses, une infinité de pratiques qui sont réellement meurtrieres.

Cet Ouvrage est donc nécessaire à tous les Médecins, Chirurgiens, Sages-femmes, Supérieurs de Communautés; à ceux qui ont soin des Hôpitaux; à tous les Curés, sur-tout de la campagne, qui sont souvent obligés de faire la Médecine dans leurs Paroisses; aux Magistrats qui y apprendront les précautions avec lesquelles on doit proceder aux visites & aux ouvertures juridiques, & les signes ausquels on peut connoître si les enfans ont respiré; en general à toutes les personnes qui ont de la religion & des sentimens, lesquelles seroient sans doute au desespoir si elles soupçonnoient seulement qu'un de leurs proches, de leurs amis, ou même une personne indifferente, a été enterrée vivante, lorsqu'elles auroient pu prévenir ce malheur.

Il est aisé de concevoir que les discussions où l'Auteur a été obligé d'entrer fournissent aisément la matiere de deux volumes. Ajoûtons qu'indépendemment des histoires multipliées qu'il a été obligé de rapporter, & qui égayent son sujet, de lui-même assez triste, on trouvera dans l'ouvrage des remarques amusantes & curieuses sur l'histoire naturelle relativement au sujet, & des recherches sur les cérémonies funébres des Anciens, qui seront neuves pour la meilleure partie des Lecteurs, & desquelles il résulte que les Juifs, les Grecs, les Romains, & même les premiers Chrétiens, étoient beaucoup plus circonspects que nous relativement à la sepulture.

Comme il y a bien des personnes à qui, par la nature de leurs occupations, les bornes étroites de leurs fortunes, ou bien par une foiblesse naturelle qui les empêche de fixer pendant longtems leurs regards sur ce qui ressemble à la mort, à qui, on le répete, la lecture de la Dissertation pourroit ne pas convenir, on trouvera chez le même Libraire le *Memoire* que l'Auteur a eu l'honneur de présenter au Roy *sur la nécessité d'un Reglement général au sujet des Enterremens & embaumemens.*

On ne doit point s'attendre à trouver dans cette Brochure tout ce que renferme la Dissertation, mais il y a assez de raisons & de faits pour établir la vérité qui fait l'objet de tout l'Ouvrage, une indication des secours & épreuves qu'on peut employer contre les apparences de la mort, & la maniere de traiter les corps de sorte que les apparences ne se changent pas en réalité.

Afin qu'on ne s'imagine pas que l'idée avantageuse qu'on donne de tout l'Ouvrage est dictée par l'interêt, on peut consulter ce qu'en disent les divers Ouvrages périodiques de France.

Journal des Sçavans, Décembre 1742, Mars & Octobre 1745, Janvier 1747. Journal de Trevoux, Février 1743, Juin & Décembre 1745, Août 1746. Journal de Verdun, Décembre 1742 & Septembre 1745. Mercure de France, Novembre 1742. Observations sur les Ecrits modernes tom. XXXI. Il en est encore parlé dans plusieurs autres endroits du Journal de Verdun, du Mercure de France, & dans la continuation des Observations sur les Ecrits modernes qui a paru sous le nom de *Jugemens*, tom. IX. p. 16[illegible]

www.ingramcontent.com/pod-product-compliance
Ingram Content Group UK Ltd.
Pitfield, Milton Keynes, MK11 3LW, UK
UKHW020347180726
13839UKWH00002B/976

9 782329 475806